DE

L'ATROPHIE MUSCULAIRE

PROGRESSIVE

TYPE ARAN-DUCHENNE

PAR

A. REVERCHON,

Docteur en médecine de la Faculté de Paris.

PARIS

PARENT, IMPRIMEUR DE LA FACULTÉ DE MÉDECINE

A. DAVY, successeur

52, RUE MADAME ET RUE MONSIEUR-LE-PRINCE, 14

1884

CONTRIBUTION A L'ÉTUDE

DE

L'ATROPHIE MUSCULAIRE

PROGRESSIVE

TYPE ARAN-DUCHENNE

PAR

A. REVERCHON

Docteur en médecine de la Faculté de Paris.

PARIS

PARENT, IMPRIMEUR DE LA FACULTÉ DE MÉDECINE

A. DAVY, successeur

52, RUE MADAME ET RUE MONSIEUR-LE-PRINCE, 14

1884

CONTRIBUTION A L'ÉTUDE

DE

L'ATROPHIE MUSCULAIRE

PROGRESSIVE

TYPE ARAN DUCHENNE.

———

Bien que la question de *l'atrophie musculaire pro-gressive* soit à peu près jugée au point de vue doctrinal, comme les exemples d'observations suivies d'autopsie n'en sont pas très nombreux, nous croyons devoir publier le fait suivant, avec contrôle anatomique et se rapportant à un malade que j'ai eu l'occasion d'observer dans le service de M. Dejerine, à l'hospice La Rochefoucault.

Le malade présentait les caractères cliniques de l'atrophie musculaire progressive, type Aran Duchenne, et succomba alors que l'affection était à son début. C'est même là une des circonstances qui nous ont engagé à choisir cette observation pour notre dissertation inaugurale, car, à notre connaissance du moins, il n'existe pas de cas publié analogue au nôtre. Les faits d'atrophie musculaire progressive rapportés jusqu'ici concernent des malades chez lesquels l'atrophie était arrivée à un degré beaucoup plus avancé.

Il nous reste, avant d'entrer dans notre sujet, à remercier M. le docteur Dejerine, qui, non seulement s'est chargé des recherches micrographiques, mais a bien voulu nous diriger dans ce travail avec sa haute compétence dans les affections du système nerveux.

Une affection à caractères cliniques aussi accusés que l'atrophie musculaire progressive ne semble pas avoir une histoire médicale aussi longue que l'on pourrait penser. A peine en trouve-t'on quelque trace dans *Swieten* (1) et *Abercrombie* (2). *Darwal*, en 1831, publia, dans Lond. méd. Gaz., sous le nom de *paralysies particulières*, des observations qui se rapportent à l'atrophie musculaire progressive. Enfin *Dubois* (de Neuchâtel) fait paraître dans la *Gazette médicale* (1847) un cas d'atrophie des muscles moteurs de l'humérus.

Mais, pour voir la maladie nettement caractérisée comme entité morbide, il faut arriver à 1850, époque à laquelle parut le mémoire d'*Aran* (3). Ce

(1) Van Swieten. Comm. in Boerhavii Aphorismos, t. III, 1753.

(2) Abercrombie. Path and pract. Researches on Diseases of the Brain and spinal Cord. Edimbourg, 1828.

(3) Aran. Considerations sur une maladie non encore décrite du système musculaire (atrophie musculaire progressive). Archives géu. de médecine 1850.

travail, presque contemporain avec ceux de *Duchenne* et de *Cruveilhier*, était, du reste, basé sur les
mêmes observations, et, en partie, le fruit d'une
collaboration de tous les jours. A Duchenne (de
Boulogne) semble revenir le mérite d'avoir reconnu
la nature essentiellement atrophique du processus
morbide; c'est à lui que l'on doit le nom si typique
d'*atrophie musculaire progressive*, bien préférable à
celui que Cruveilhier adoptait dans la thèse d'un de
ses élèves, Thouvenet (1), c'est-à-dire de *paralysie
musculaire atrophique*. Il est vrai que, par sa première dénomination, Duchenne voulait autant in-
diquer que l'affection était de nature atrophique et
non paralytique, que spécifier son origine essentiellement musculaire. Ce point de vue fut adopté
par la plupart des auteurs qui s'occupèrent de la
question (Bouvier, Valleix, Bellouard) (2).

Cependant, *Cruveilhier*, qui avait fourni à *Aran* et
à *Duchenne* deux de leurs observations les plus con-
cluantes et les plus nettes, ne pouvait se résoudre à
admettre qu'une lésion aussi étendue et irrégulière
dans ses localisations, fut d'origine périphérique ;
il ne précisait pas le siège de la lésion primitive,
mais, la direction donnée à ses recherches, lors de sa
première autopsie faite en 1832 (3), montre qu'il

---

(1) Thouvenet. Paralysie musculaire progressive. Thèse de Paris, 1851.

(2) Bouvier. Sur une paralysie partielle des muscles de la main
Gazette des hôpitaux, nᵒˢ 143-145, 1851.

    Bellouard. De la paralysie musculaire progressive. Thèse
      de Paris, 1852.

(3) Voir pour cette observation et les deux suivantes : Cruveil-

accusait les centres nerveux, encéphale, bulbe, moelle. Ces organes furent trouvés sains, et cela ne saurait surprendre, si l'on se reporte à la technique insuffisante de cette époque. Ce ne fut que 14 ans plus tard, en 1846, qu'une seconde occasion s'offrit à lui de rechercher les lésions chez un atrophique mort par variole confluente. Cette fois encore, les centres nerveux furent trouvés normaux ; mais, par contre, les muscles, étudiés avec soin, montrèrent des lésions avancées : dégénérescence graisseuse, et atrophie des faisceaux primitifs.

La théorie musculaire triomphait. En 1850 survint la mort du célèbre danseur de corde Lecomte; Cruveilhier en fit l'autopsie, et, après avoir constaté les lésions de dégénérescence atrophique des muscles, il étudia les centres nerveux. Aucune lésion appréciable; mais il découvre une atrophie extrême des racines antérieures. Celles-ci sont grisâtres, considérablement atrophiées, mais à des degrés divers. Aux régions dorsale et lombaire les racines ont encore le quart ou le cinquième de leur volume normal; à la région cervicale, elles n'ont plus guère, et à peine le dixième de l'état ordinaire. Cette atrophie des racines antérieures, les postérieures étant saines, était strictement limitée à la portion comprise entre la moelle, d'une part, et le point de jonction des deux racines, d'autre part; le tronc des nerfs mixtes semblait

hier. Paralysie musculaire atrophique. Archives générales de médecine, 1853, vol. I, p. 561.

intact, si ce n'est au voisinage de quelques muscles
(cubital, grand hypoglosse). Ainsi est établie la
théorie de Cruveilhier : *la lésion primitive est l'atrophie des racines antérieures amenant consécutivement
l'atrophie musculaire.*

Ici, l'éminent anatomiste, ignorant ou mieux ne
voulant pas reconnaître l'existence de nerfs nutri-
tifs, met l'atrophie sur le compte de l'inactivité, du
défaut d'action des muscles. Mais, ne pouvant
s'expliquer la lésion des racines antérieures comme
primitive, il espère que *la connaissance de l'origine
exacte des racines antérieures amènera la connaissance
de la cause de l'atrophie musculaire progressive* (1).

A partir du mémoire de Cruveilhier jusque
vers 1870, à l'époque de la publication des observations de MM. Hayem (2) et Charcot (3), l'attention et les recherches se portèrent surtout sur la
localisation anatomique de l'affection, et souvent
les auteurs, trop occupés de leurs discussions sur
l'antériorité de telle ou telle modification pathologique, sur l'intégrité de tel ou tel organe ou portion d'organe, perdirent un peu de vue l'unité
clinique de l'atrophie musculaire progressive, du
type Aran-Duchenne.

A mesure que l'attention se portait vers l'étude
des maladies nerveuses, de nouveaux types venaient

(1) Cruveilhier. Loc. cit.
(2) Hayem. Note sur un cas d'atrophie musculaire progressive.
In Archives de physiol, normale et pathol., n° 2, 1869.
(3) Charcot et Joffroy. Deux cas d'atrophie muscul. progressive.
In Archives de physiol., p. 362, 1869.

s'ajouter à la liste des affections médullaires, types vagues d'abord, confondus, soit entre eux, soit avec des maladies déjà connues. On oubliait souvent, que, s'il existe des myélites systématiques restant, pendant toute leur évolution, limitées à une région de la moelle, il en est d'autres aussi, et, sans aucun doute, les plus nombreuses, où le processus pathologique franchit les limites primitives, et, soit par retentissement, soit par contiguïté, envahit des régions voisines. Ainsi se produiront des symptômes nouveaux qui prendront, dans le tableau clinique, la part la plus importante ou la plus apparente. C'est ce qui arrive en particulier pour l'atrophie musculaire; rien d'étonnant que, dans ces cas, les lésions trouvées à l'autopsie aient été aussi nombreuses que variées, et l'on comprend jusqu'à un certain point *Friedreich* (1) qui s'étonne de voir « *tant de lésions différentes (cordons blancs antérieurs, substance grise postérieure, racines antérieures, grand sympathique, etc.) aboutir à la même expression symptomatique: l'atrophie musculaire.*

En 1859, Duménil (2), observant un cas d'atrophie musculaire progressive, compliqué de paralysie bulbaire, et étonné de la différence de degré dans l'atrophie des muscles animés par les nerfs spinaux, et ceux correspondant aux nerfs crâniens, en recherche la cause, et la trouve dans une diffé-

(1) Friedreich. Ueber Muskelatrophie, ueber wahre und falsche Muskelhypertrophie. Berlin, 1874.

(2) Duménil. Nouveaux faits relatifs à la pathogénie de l'atrophie muscul. progressive graisseuse. Gazette hebdom., 1859.

rence d'action sur la nutrition des muscles, mais sans pouvoir se l'expliquer. En 1867 (1), reprenant cette question, et, s'appuyant sur des observations ne se rapportant du reste point à l'atrophie musculaire type, il dit : « L'observation V (sclé-« rose latérale amyotrophique probable avec paralysie bulbaire) complète la démonstration en « dégageant l'atrophie des racines antérieures des « nerfs rachidiens de toute solidarité avec la dé-« générescence des muscles, aussi bien que celle « des nerfs moteurs bulbaires. L'atrophie avec « transformation des muscles est, d'ailleurs, quel-« quefois intimement mélangée à des paralysies « sans dégénérescence musculaire, de telle sorte que « l'une et l'autre coexistent dans la sphère des « nerfs rachidiens. Cette combinaison est des plus « évidentes dans l'observation IV, où, à côté de « muscles profondément altérés, s'en trouvent « d'autres qui, malgré l'intégrité de leurs éléments, « sont tout aussi paralysés que les premiers.

« Mais si ces phénomènes paralytiques trouvent « leur explication dans l'atrophie des racines anté-« rieures, où est le point de départ de la dégéné-« rescence musculaire? ». Duménil le trouva d'abord dans le système sympathique, influencé qu'il était par l'observation de Schneevoogt (2). Cette nouvelle théorie, admise par MM. Jules Simon (3) et

(1) Duménil. Gazette hebdom., p. 469, 1867.

(2) Schneevoogt. Geval van Paralysie van Cruveilhier. Nederl. Weeckblad, 1854.

(3) Jules Simon. Atrophie muscul. progressive. In Nouveau Diction. de méd. et chirurg., IV, 1866.

Jaccoud (1) et peut-être aussi par Trousseau (2), fut défendue, en Allemagne, surtout par Bärwinkel et R. Remak (3).

Peu satisfait de cette théorie, que des autopsies subséquentes n'avaient point vérifiée, constatant, d'autre part, des lésions bien évidentes de l'axe gris antérieur de la moelle, Duménil esquisse une nouvelle hypothèse, développée plus tard par Friedreich. Voici ce que dit Duménil (4) : « Le premier « fait (atrophie du membre supérieur et paralysie « bulbaire, avec autopsie) démontre péremptoire- « ment qu'il y a une maladie, caractérisée anato- « miquement par l'atrophie des éléments moteurs « du système périphérique, prenant les nerfs à « leur origine et pouvant les suivre dans leur tra- « jet jusque dans leur terminaison. Cette altération « progresse de haut en bas dans la série des nerfs, « dépassant souvent en haut les limites supérieures « de la moelle épinière, pour atteindre les spinaux, « les hypoglosses, et même les faciaux. *Cette ma-* « *ladie constitue une véritable paralysie périphérique* « *avec tendance à se généraliser*, qu'on a scindée pour « en étudier isolément une partie sous le nom de « paralysie labio-glosso-laryngée, tandis que l'au-

(1) Jaccoud. Sur deux cas d'atroph. musc. progressive. Union médicale, 64.

(2) Trousseau. Clinique de l'Hôtel-Dieu, 2 vol. Théorie vaso-motrice.

(3) R. Remak. Allgem. Med. Centralzeitung, 1860. Remak admet une forme bénigne névritique, caractérisée par des phénomènes douloureux, et une forme grave, presque indolore à localisation dans les ganglions du grand sympathique.

(4) Duménil. Loc. cit.

« tre partie restait dans le cadre de l'atrophie mus-
« culaire progressive, à titre d'altération grais-
« seuse, primitive pour les uns, secondaire pour
« les autres. »

Mais, nous l'avons dit, la plupart des observations et des examens anatomo-pathologiques se
rapportaient à des cas soit douteux, soit compliqués
d'autres affections, soit, enfin, à d'autres où l'atrophie musculaire progressive survenait comme épi-
phénomène, comme manifestation secondaire.

Il faut arriver au mémoire publié en 1869, par
M. Hayem, pour voir la question se poser nettement à la fois sur le terrain clinique et sur le terrain histologique. Sans doute, les lésions de la
moelle avaient déjà été signalées, même celles des
cellules des cornes antérieures ; mais la plupart de
ces observations péchaient au point de vue du tableau clinique, ou bien sous le rapport de la technique (1). Le malade de M. Hayem avait été exa-
miné par Duchenne lui-même, et celui-ci n'avait
pas hésité à le regarder comme atteint d'atrophie
musculaire progressive.

L'examen histologique fait au laboratoire de
M. Vulpian a donné les résultats suivants (2) : La
moelle, les racines spinales, le nerf phrénique, le
grand sympathique, ont été étudiés au microscope,
et l'auteur put conclure à une lésion médullaire,

(1) Hérard. Présentation d'un jeune homme atteint d'atrophie
musculaire progressive. Bull. de la Société des hôpitaux, 1860.

Luys. Lésions histologiques de la substance grise de la
moelle (autopsie du malade précédent). Gazette médicale de Paris,
n° 32, 1860.

(2) Hayem. Loc. citat. et Dictionnaire de Dechambre, 2e série,
t. II, p. 7 et suiv.

systématisée dans les cornes antérieures, ayant produit consécutivement, une atrophie des racines spinales, des nerfs et des muscles, et cela, en dehors de toute affection du grand sympathique trouvé absolument normal.

Puis parurent les faits de MM. Charcot, Pierret, Joffroy, Gombaut, qui déterminèrent encore plus exactement la lésion, en la faisant porter sur une altération — dégénérescence pigmentaire, atrophie et disparition — des cellules nerveuses des cornes antérieures.

Reprenant tous ces faits dans ses *Leçons sur les Maladies nerveuses*, M. le professeur Charcot fixa l'état de la science sur cette question, et, séparant les cas d'atrophie musculaire progressive (type Aran-Duchenne), des cas complexes ou *amyotrophies progressives deutéropathiques*, s'appliqua à garder à la maladie de Duchenne son caractère primitif, et établit d'une façon absolue l'antériorité de la dégénérescence atrophique des grandes cellules motrices et trophiques des cornes antérieures. Il eut surtout le mérite — et en cela ses contradicteurs récents ne l'ont pas suivi — de nettement marquer les limites profondes, mais souvent méconnues, qui séparent l'*atrophie musculaire progressive*, d'une autre affection spinale, la *sclérose latérale amyotrophique*. Il caractérisa suffisamment les dissemblances de ces deux états pathologiques en disant : dans l'atrophie, musculaire progressive, type Aran-Duchenne, l'atrophie, et l'*atrophie individuelle* donne à l'affection un caractère marqué ; dans la sclérose latérale amyotrophique, *la paralysie domine la situation.*

En 1874, parut, à Berlin, le mémoire de Friedreich (1) sur l'atrophie musculaire, mémoire dans lequel était reprise et longuement étudiée la question de l'atrophie musculaire progressive. Friedreich, s'appuyant sur une série d'observations de cette maladie, reprend résolument la théorie qu'il regrette avoir vue abandonnée par Duchenne, à savoir celle de la *myopathie primitive*. Il admet qu'un processus inflammatoire précède toute modification du muscle ; puis, pour lui, la myosite primitive se propagerait (inflammation par contiguïté, puis continuité ?) en suivant une marche centripète, aux nerfs périphériques (névrite, périnévrite), et, de là, aux racines antérieures et à la moelle où la généralisation se ferait d'elle-même (2). Pour Friedreich, l'étiologie de l'atrophie musculaire progressive serait donc « une faiblesse acquise ou héréditaire du « muscle, au point de vue nutritif et formatif, lui « donnant une force de résistance moins consi- « dérable, et une prédisposition aux désordres de « la dégénération. »

Ce travail, important par la quantité des documents assemblés, et par l'autorité du savant, semblait tout remettre en question. Il n'en fut cependant rien, en France du moins. Ce n'est point qu'on n'ait publié, en France même, des exemples où les phénomènes atrophiques progressifs n'ont pas été expliqués par des lésions médullaires. Tel est le

(1) Friedreich. Loco citato.
(2) A comparer avec la théorie de Duménil. Loco citato.

cas de M. Debove (1) ; mais cet auteur a lui-même fait remarquer qu'il ne s'agissait pas du type Aran-Duchenne. Dans ce cas la maladie, accompagnée de phénomènes fébriles, avait évolué très rapidement ; mais, alors même que la marche est absolument chronique, il est des cas dans lesquels la moelle et le système nerveux périphérique sont parfaitement sains. MM. Landouzy et Dejerine (2) viennent d'en fournir la démonstration péremptoire, pour cette forme d'atrophie musculaire progressive débutant dans l'enfance par les muscles de la face et se généralisant plus tard à tous les muscles du corps, et que Duchenne avait décrite sous le nom d'*atrophie musculaire progressive de l'enfance*.

Mais il s'agit là d'une forme clinique tout à fait particulière, n'ayant aucun rapport avec le type Aran-Duchenne (3).

Si donc les faits de Friedreich n'ont pas eu plus de retentissement, c'est que, d'abord, au point de vue clinique, ils ne se rapportent pas à l'atrophie musculaire progressive (4) et que, avec M. le professeur

(1) Debove. Note sur un cas d'atrophie musculaire protopathique. Progrès médical, 9 nov. 1878.

(2) Landouzy et Déjerine. Communication à l'Académie des sciences, 4 janv. 1884.

(3) MM. Landouzy et Déjerine ont donné à cette affection le nom de *myopathie atrophique progressive*, voulant montrer ainsi que l'altération musculaire est indépendante de toute altération du système nerveux périphérique ou central, ce qui est le contraire dans le type Aran-Duchenne, dans lequel l'altération de la colonne grise antérieure est la cause première des phénomènes.

(4) Voir Hayem. Recherches sur l'anatomie pathologique des atrophies musculaires. Mémoires de l'Académie de médecine, 1879.

Charcot, on peut et on doit éliminer toutes les recherches anatomo-pathologiques de la moelle, antérieures à 1867, et ayant donné des résultats négatifs qu'explique l'insuffisance de la technique microscopique.

C'est aussi, pour n'avoir pas nettement distingué les différentes formes de cette affection, que Lichtheim (1), ne trouvant pas, dans un cas, de lésions nerveuses, n'hésite point à nier l'origine médullaire de l'atrophie musculaire progressive. En effet, en 1878, dans un mémoire où les doctrines françaises sont assez vivement prises à partie, cet auteur donne la relation étendue d'un cas d'atrophie musculaire progressive, qu'il admet être typique, et dans lequel l'autopsie ne fit découvrir aucune lésion ni de la moelle, ni des racines antérieures, ni des nerfs périphériques : seuls, les muscles étaient profondément altérés. Une observation semblable était bien faite pour amener l'hésitation dans les esprits, si l'étude critique de la symptomatologie offerte par son malade ne faisait fortement douter de l'existence d'une atrophie musculaire progressive, type Aran–Duchenne. Nous n'en voulons pour preuve que la présence de douleurs vives, suivies immédiatement de faiblesse dans les membres, et, seulement au bout de deux ans, d'atrophie sensible du membre supérieur droit, puis du membre inférieur correspondant.

(1) Lichtheim. Progressive Muskelatrophie ohne Erkrankung der Vorderhoerner im Rückenmark, Archiv. für Psychiatrie und Nervenkrankheiten. Bd. VIII, p. 524, 1878.

En 1879, Erb et Schultze (1) publièrent un autre cas d'atrophie musculaire, dans lequel, malgré le peu de durée de la maladie (2 ans, tandis que la malade de Lichtheim souffrait depuis 14 ans), il existait des lésions très avancées des cellules des cornes antérieures, avec participation de la névroglie à l'irritation (2). Mais, chose extraordinaire, les racines antérieures ont été trouvées saines.

La division de M. Charcot, des amyotrophies spinales en protopathiques — type Aran-Duchenne — et en deutéropathiques — sclérose latérale amyotrophique — a été, en somme, admise sans conteste par la grande majorité des neuropathologistes. Cependant une voix discordante s'est élevée ces dernières années. Dans son traité des maladies de la moelle épinière, M. Leyden (3) n'admet pas cette distinction, en se basant sur l'anatomie pathologique d'une part, sur la clinique d'autre part. A l'autopsie de malades diagnostiqués atteints d'atrophie musculaire progressive, type Aran-Duchenne, il dit avoir toujours rencontré de la sclérose pyramidale unie à l'atrophie cellulaire ; d'autre part, il prétend n'avoir pas rencontré souvent les symptômes décrits par M. Charcot comme appar-

(1) Erb et Schultze. Ein fall von progress. Muskelatrophie mit Erkrankung der grauen vordersaülen des Ruckenmarks. Archiv. f. Psychiatrie. Bd. IX, p, 269, 1879.

(2) C'est là un fait tout à fait exceptionnel, l'intégrité de la névroglie étant le règle dans l'atrophie musculaire progressive (type Aran-Duchenne).

(3) Leyden. Traité clinique des maladies de la moelle épinière. Trad. française. Paris, 1879.

tenant à la sclérose latérale amyotrophique — (période paralytique prémonitoire, paralysie. plus grande que l'atrophie, exagération des réflexes tendineux, contractures, etc.).

Ces idées ont été reproduites plus récemment par le même auteur, dans un travail sur les paralysies bulbaires (1). Mais, comme l'a fait remarquer M. Dejerine dans un travail récent (2), lorsque l'on parcourt les observations de Leyden, on voit que cet auteur a basé son opinion sur des faits de sclérose latérale amyotrophique, et non pas d'atrophie musculaire progressive (type Aran-Duchenne). Ce qui le prouve, c'est que les malades ont tous succombé à la paralysie bulbaire; ce que l'on n'observe point dans l'affection dont nous nous occupons ici. Leyden, ayant toujours trouvé, à l'autopsie de ses malades, une sclérose accompagnant l'atrophie des cellules motrices, avoue implicitement n'avoir jamais observé d'atrophie musculaire progressive, anatomo-pathologiquement parlant. Et, pour pouvoir faire rentrer la sclérose latérale amyotrophique dans le cadre de la maladie de Duchenne, il va jusqu'à émettre l'hypothèse qu'on doit toujours rencontrer la première de ces affections à l'autopsie de malades atteints d'atrophie musculaire progressive. Ici, encore, les

(1) Leyden. Ueber die Progressive Burbärparalysie, mit ihrer Beziehung zur symetrischen seitenstrangsklerose. Archiv. f. Pyschiatrie. Bd. VIII, p. 641, 1878.
(2) Dejerine. Etude anatomique et clinique sur la paralysie labio-glosso-laryngée. Archives de Physiol., 15 août 1883.

faits sont en contradiction complète avec l'opinion de Leyden, car il ne manque pas d'autopsies de la moelle épinière, — dans des cas d'atrophie musculaire progressive — avec intégrité parfaite des faisceaux pyramidaux, cas dans lesquels la maladie avait eu une durée assez longue pour permettre à la sclérose latérale de se produire si les choses se passaient vraiment ainsi.

La sclérose latérale amyotrophique et l'atrophie musculaire progressive sont deux maladies absolument distinctes comme symptomatologie, évolution et caractères anatomiques (1).

Tel est l'état actuel de la question ; et nous pouvons déjà dire que l'atrophie musculaire progressive — type Aran-Duchenne — est une affection dont la lésion primitive consiste en une altération spéciale, primitive, des cellules nerveuses des cornes antérieures.

L'observation suivante est une preuve irrécusable en faveur de cette théorie.

---

(1) Les derniers travaux de l'école de la Salpêtrière ont montré que, dans la maladie de M. Charcot, le faisceau pyramidal est pris le premier et de haut en bas. L'altération commence à la corticalité du cerveau, dans les cellules pyramidales des points moteurs, ainsi que le démontre une observation de M. Marie, à la Société de biologie (décembre 1883), concernant un cas de sclérose latérale amyotrophique, avec autopsie, et dans lequel le faisceau pyramidal est altéré dans tout son trajet intracérébral, ainsi que les cellules motrices corticales auxquelles ce faisceau aboutit.

Atrophie musculaire progressive (type Aran-Duchenne) au début de son évolution, chez un homme de 62 ans. Atrophie des muscles des deux mains, main simienne, griffe cubitale. Atrophie moins marquée des thénar des deux pieds. Intégrité apparente des autres muscles du corps. Intégrité de la sensibilité générale et spéciale, ainsi que des sphincters. Intégrité des muscles de la face, de la langue, de la mâchoire, du pharynx et du larynx. Mort. Autopsie. Atrophie simple du faisceau primitif. Altérations (névrite parenchymateuse lente) des nerfs intra musculaires. Atrophie des racines antérieures à la région cervicale. Atrophie pigmentaire des cellules des cornes anté rieures siégeant dans toute la hauteur de la moelle, beaucoup plus marquée cependant dans le renflement cervical et à la partie supérieure du renflement lombaire, que dans le reste de la moelle épinière. Intégrité des faisceaux latéraux, et du reste de la substance blanche.

Le nommé W..., âgé de 62 ans, pensionnaire à l'hospice de la Rochefoucauld, entre à l'infirmerie, dans le service du Dr Déjerine, pour de la faiblesse générale et des douleurs d'estomac dont il souffre depuis un certain temps. C'est un homme d'aspect chétif, malingre; il est presque aveugle : à la suite d'un traumatisme il a perdu l'œil droit, et l'œil du côté opposé a, par la suite, peu à peu perdu ses propriétés. Depuis plusieurs mois, il est, dit-il, plus malhabile à se servir de ses mains, il a une certaine difficulté à porter son verre à sa bouche; depuis deux mois, environ, il s'est aperçu que sa main et ses avant-bras avaient maigri.

État actuel le jour de l'entrée. — Malade amaigri, pas d'œdème des membres inférieurs, pas de cicatrices sur la peau, la palpation de l'estomac ne dénote rien de particulier, pas de dilatation de cet organe, pas de tumeur. Le malade ne vomit pas, il accuse simplement quelques douleurs sourdes dans la région stomacale. L'examen du thorax ne fait rien constater de particulier, pas de déformations, pas d'atrophie des muscles. A l'examen de la *poitrine* on constate un certain degré d'emphysème pulmonaire, surtout en avant, quelques râles de bronchite disséminés. Pas de matité précordiale (emphysème), battements du *cœur* réguliers, un peu sourds, pas de souffle. Artères athéromateuses. *Foie* et *rate*, rien de particulier, l'urine ne contient pas de sucre ni d'albumine, elle est pâle et d'abondance ordinaire.

Système musculaire. — *Main simienne* caractéristique, le pouce est sur le même plan que les autres doigts, la déformation est sensiblement égale des deux côtés, griffe cubitale des deux côtés. Les éminences thénar sont aplaties, notablement atrophiées, de même que les interosseux qui sont fortement diminués de volume. Les muscles de l'avant-bras et du bras ne paraissent pas atrophiés, du moins il n'existe pas de déformation due à l'atrophie, car chez ce malade les muscles des membres sont peu développés, et s'il existe chez lui de l'atrophie de ces muscles et non pas un simple amaigrissement, ce serait de l'atrophie portant d'une façon uniforme sur tous, ce que l'on n'observe pas, comme on le sait, dans l'atrophie musculaire progressive, type Aran-Duchenne.

Membres inférieurs. — Amaigris comme les membres supérieurs, sans prédominance sur tel ou tel muscle, sauf aux pieds, où les muscles de la face interne de chaque pied (éminences thénar) sont passablement diminués de volume, notablement moins toutefois que les muscles correspondants des membres supérieurs.

Face. — Muscles parfaitement normaux, physionomie mobile et expressive, rien du côté du facial supérieur ni de l'orbiculaire des lèvres. Les muscles de la langue, du pharynx et du larynx, ne présentent rien de particulier à noter. De même pour les masticateurs.

Il existe dans les membres supérieurs quelques tremblements fibrillaires, marqués surtout lorsque le malade vient d'exécuter un mouvement quelconque, nécessitant une certaine force. La force musculaire est encore très développée chez ce malade, sauf dans les mouvements exécutés par les muscles des éminences thénar et les interosseux. Les mouvements d'adduction du pouce, d'abduction et d'adduction des doigts, s'effectuent, mais dans ces mouvements, la force musculaire est notablement moindre qu'à l'état normal.

Intégrité de la sensibilité générale et spéciale.

Le malade resta dans le service jusqu'au 29 mai, époque où il mourut, après avoir présenté un affaiblissement progressif de la santé générale, dû probablement à la cachexie sénile, car les signes fonctionnels accusés par le malade d'une part, et les signes physiques d'autre part, ne présentèrent jamais rien qui pût permettre de faire un autre diagnostic.

L'autopsie a été faite 27 heures après la mort.

Rigidité cadavérique très prononcée. Cadavre sec, légèrement émacié, sans œdème. Il n'existe pas d'autre atrophie apparente que celle des muscles des deux mains, et du thénar des deux pieds. La main gauche, qui, du reste, présentait des déformations à peu près identiques à celles de la main droite, a pu seule être disséquée. Le thénar est très atrophié, mais l'atrophie ne porte pas également sur tous les muscles, ils sont tous pris, mais à des degrés divers. Le plus atrophié est le court abducteur du pouce, qui est très diminué de volume et a une teinte jaune très prononcée; le moins altéré est l'adducteur; le court fléchisseur et l'opposant présentent un degré d'altération intermédiaire entre celle des deux muscles précédents. L'hypothénar est également atrophié, les interosseux sont notablement diminués de volume, avec une légère teinte jaunâtre. Les autres muscles - des membres n'ont pu être disséqués, cependant, à part ceux de la face interne du pied, ils ne présentaient pas d'atrophie apparente, si ce n'est cependant ceux des avant-bras, qui paraissent un peu diminués. Quant au diaphragme et aux intercostaux, ils sont parfaitement sains.

Cavité thoracique. — Pas d'adhérences pleuro-pulmonaires, pas de liquide dans les plèvres. Emphysème très marqué, surtout en avant. Hypostase des deux bases. Pas de pneumonie. La muqueuse bronchique est rouge brunâtre, épaissie, légèrement mamelonnée, les petites bronches sont un peu dilatées. Pas de granulations tuberculeuses.

Cœur. — Hypertrophie légère avec dilatation du ventricule gauche. Insuffisance aortique peu marquée. Pas de lésion mitrale, les valvules sont un peu épaissies. Endocarde laiteux dans le ventricule et dans l'oreillette gauches. Rien de particulier dans le ventricule droit. Le myocarde a une coloration feuille-morte, et il y a une quantité de graisse notable, sous le péricarde viscéral. L'aorte est assez fortement scléreuse.

Foie. — Dépression expiratoire très intense. Rien de particulier, sauf à un certain degré de congestion.

Reins. — Diminués de volume, capsule légèrement adhérente par place. Le rein n'est pas granuleux. A la coupe, la substance corticale est amincie. Rein sénile, peut être néphrite interstitielle légère. L'examen microscopique n'a pas été pratiqué.

SYSTÈME NERVEUX. — *Encéphale.* — Boîte crânienne normale. Dure-mère saine, pas de pachyméningite. Pie-mère opaline, pas d'adhérences. Corticalité normale. Sur des coupes, les ganglions cérébraux et la capsule interne ne présentent rien de particulier à noter. Cervelet, rien d'anormal. Les artères de la base sont scléreuses.

Bulbe et protubérance. — Racines de l'hypoglosse un peu grêles, rien de particulier du côté des racines des autres nerfs crâniens. Rien à noter sur les coupes.

Moelle épinière. — Colonne vertébrale normale. Tissu cellulaire périméningé sain. Dure-mère saine sur ses deux faces. Les racines antérieures à la région cervicale, sont plus grêles et plus rosées qu'à l'état normal. A la coupe, la moelle ne présente rien de particulier.

Examen histologique à l'état frais, des muscles, des nerfs intra-musculaires et des racines antérieures. L'examen des fragments musculaires provenant du muscle le plus atteint (court abducteur du pouce), montre les particularités suivantes : La plupart des faisceaux primitifs sont altérés, mais à différents degrés. La lésion est une atrophie simple, sans dégénérescence graisseuse ou protéique, le faisceau primitif est réduit dans son diamètre, et cette réduction varie suivant les fibres, depuis la gaine sarcolemmique presque vide de son contenu, jusqu'à la fibre presque normale comme volume. Les noyaux de la gaine, et les noyaux intra-musculaires ne sont pas sensiblement augmentés de nombre.

Nerfs intra-musculaires, pris au moment où ils pénètrent dans le court abducteur du pouce, examinés suivant la méthode ordinaire, acide osmique et picro-carmin. Les nerfs sont manifestement altérés, l'acide osmique a peu d'action colorante sur eux. Au microscope, sur chaque préparation, à côté de tubes sains assez nombreux, on constate l'existence de tubes en voie d'altération (névrite parenchymateuse à différentes périodes de son évolution), mais ces tubes ainsi altérés sont en très petit nombre, et l'on rencontre beaucoup de gaines vides ; ceci montre bien qu'il s'agit là d'un processus à marche très lente, affectant les tubes nerveux les uns après les autres, proportionnellement au nombre de cellules motrices altérées.

Racines antérieures. — Examen par la même méthode de ces racines à la région cervicale. Mêmes résultats que pour les nerfs intra-musculaires, avec cette différence toutefois que les tubes nerveux sains sont plus nombreux.

Moelle épinière. — Examen à l'état frais, par dilacération de petits fragments de la substance grise antérieure à la région cervicale. L'altération des cellules motrices est très nette, on peut suivre sur chaque préparation les différentes périodes de l'atrophie pigmentaire que présentent ces éléments, depuis la cellule saine, ou à peu près, jusqu'à la cellule à protoplasma rempli de pigment, dont les prolongements ont disparu, à forme arrondie, globuleuse, et à diamètre considérablement réduit. A côté de ces cellules ainsi altérées, on en rencontre d'autres ne présentant qu'un peu d'hyperpigmentation de leur protoplasma.

La moelle épinière a été examinée, après durcissement dans le bichromate d'ammoniaque à 5 0/0 pendant 6 semaines, puis dans l'acide chromique à 3 0/0 pendant un mois. Les coupes faites à l'aide du microtome ont été colorées au moyen d'une solution faible de carmin, puis déshydratées dans l'alcool absolu, rendues transparentes au moyen de l'essence de girofle et montées dans le baume de Canada.

Région cervicale. — La colonne grise antérieure est altérée dans toute la hauteur de cette région ; mais c'est au niveau du renflement cervical que cette altération est la plus prononcée. Lorsqu'on examine une coupe passant par la partie moyenne du renflement cervical, avec un faible grossissement, — objectif 2, oculaire 1 Verick, — il est facile de constater de prime abord que le nombre des cellules motrices est diminué d'une façon très marquée, et que les prolongements cylindre-axes et anastomotiques qui, à l'état normal, sillonnent l'aire des cordes antérieures, sont beaucoup moins nombreux qu'à l'état physiologique. Le nombre des cellules est certainement de moitié moindre qu'à l'état normal.

En employant un plus fort grossissement — oculaire 1, objectif 7 Verick — on se rend encore mieux compte de l'altération subie par les cellules motrices. L'atrophie pigmentaire dont elles sont atteintes se présente à différents degrés de son évolution. Tout d'abord, même les cellules qui paraissent saines, qui ont conservé leur forme et leurs prolongements normaux, présentent déjà, dans l'intérieur de leur protoplasma, une quantité de pigment ocreux plus considérable qu'à l'état ordinaire. On peut suivre les différents degrés de l'atrophie pigmentaire de ces cellules dans chaque préparation. A un premier degré, la cellule prend une forme arrondie, globuleuse ; son protoplasma est rempli par de la matière pigmentaire, et ses prolongements sont en voie de disparition. Sur d'autres éléments les prolongements ont disparu et la cellule est déjà réduite de volume ; enfin, en passant par différents degrés, on arrive à la disparition presque complète de l'élément cellulaire, — la cellule motrice n'étant plus représentée que par son noyau et son nucléole, se colorant toujours bien par le carmin, et entourés d'une couche mince de protoplasma.

Cette lésion, qui existe dans toute la région cervicale, est notablement plus marquée au niveau du renflement de cette région. Le névroglie de la substance grise est parfaitement normale, pas trace d'épaississement, pas trace de multiplication des noyaux. Les vaisseaux de cette substance sont également normaux. *Les faisceaux blancs, les faisceaux pyramidal direct et croisé, en particulier, ne présentent aucune espèce d'altération.* Le canal central ne présente rien de spécial à noter.

Région dorsale. — La colonne grise antérieure et les cellules motrices ne présentent pas leur caractère physiologique ; elles sont fortement pigmentées ; quelques-unes sont en voie d'atrophie, mais celles-ci sont en très petit nombre. Les autres parties de la moelle, dans cette région, ne présentent rien à noter.

Région lombaire. — L'altération cellulaire est ici notablement plus marquée qu'à la région dorsale, tout autant qu'à la région cervicale, surtout dans la partie supérieure du renflement lombaire. Sur des coupes passant à ce niveau, presque toutes les cellules motrices ont disparu, en passant par les mêmes altérations qu'à la région cervicale (atrophie pigmentaire). Cette altération cellulaire diminue à mesure qu'on se rapproche du renflement cervical, et s'atténue notablement, tout en persistant, à mesure qu'on examine des parties plus inférieures de la région lombaire. La névroglie des substances blanche et grise, les faisceaux blancs eux-mêmes, le canal central, ne présentent, pas plus que dans les autres parties de la moelle, aucune espèce d'altération.

Bulbe et protubérance. — Le noyau de l'hypoglosse ne présente pas les caractères ordinaires, les cellules sont moins nombreuses qu'à l'état sain, et quelques-unes sont en voie d'atrophie pigmentaire, — fait à noter, qui est en rapport avec la diminution de volume des racines, constatée à l'œil nu au moment de l'autopsie. La colonne mixte — noyaux d'origine du spinal, pneumo-gastrique et glosso-pharyngien — est normale aussi bien dans ses noyaux postérieurs que dans les noyaux antérieurs. Le noyau inférieur du facial est sain, ainsi que le noyau supérieur — (facial abducens) —. La racine ascendante du trijumeau est normale, le noyau du nerf masticateur également. Les autres parties du bulbe — substances grise et blanche — ne présentent rien de particulier.

L'observation précédente, avec autopsie et examen histologique à l'appui, est un exemple parfaitement net d'atrophie musculaire progressive de l'adulte — type Aran-Duchenne — dans lequel la mort est arrivée avant que l'atrophie musculaire ait eu le temps de se généraliser. Nous retrouvons là, en effet, les principaux caractères cliniques de l'atrophie musculaire progressive, au premier degré de son évolution.

Début de la maladie par les membres supérieurs, et, comme c'est le cas habituel, par les muscles de la main, amenant consécutivement les déformations classiques, à savoir, la main simienne et la griffe cubitale.

Atrophie symétrique presque absolue des muscles homologues de chaque main, pris à peu près en même temps et au même degré ; tremblement fibrillaire dans les muscles des membres supérieurs ; enfin, comme c'est la règle, conservation absolue de la sensibilité dans ses différents modes, absence totale de troubles trophiques du côté de la peau, et intégrité des sphincters. A ces différents symptômes s'en ajoute encore un, c'est une extrême lenteur dans l'évolution.

Une particularité intéressante dans l'observation actuelle consiste dans la participation des muscles de la face interne des pieds au processus atrophique. C'est là un fait qui, en général, ne se rencontre pas au début de l'atrophie musculaire progressive, les membres inférieurs ne se prenant guère que longtemps après les membres supérieurs. Notons enfin que, chez ce malade, il n'existait aucune espèce de troubles paralytiques quelconques, ainsi, du reste, que cela existe toujours dans l'atrophie musculaire véritable (type Aran-Duchenne). Ce malade, comme on peut le voir dans l'observation, exécutait tous les mouvements possibles, avec une force relativement très grande, et les troubles fonctionnels des mains étaient en raison directe du volume des muscles atrophiés. C'est là un point sur equel nous nous proposons, du reste, de revenir par la suite. L'autopsie vint confirmer l'exactitude du diagnostic porté pendant la vie, en démontrant, chez ce malade, l'existence d'une adultération de la colonne grise antérieure sans lésion aucune du faisceau pyramidal, adultération prédominant nettement dans certaines parties de la moelle, à savoir le renflement cervical, d'une part, la partie supérieure du renflement lombaire, d'autre part. Cette altération cellulaire nous rend compte de l'atrophie des racines antérieures, de la lésion des nerfs in-

tra-musculaires, et, par conséquent, de l'atrophie
des muscles correspondants à ces derniers.

Nous n'avons pas l'intention, dans ce travail, de
refaire en détail la symptomatologie de l'atrophie
musculaire progressive de l'adulte ; cette dernière
est aujourd'hui bien connue, depuis les travaux de
Duchenne, et peut être résumée de la façon suivante :

Forme ordinaire classique. — Début par les muscles
des éminences thénar et en particulier du court
abducteur du pouce ; symétrie presque absolue
dans l'atrophie, puis progression de cette atrophie
à d'autres muscles des membres supérieurs, du
tronc et enfin des membres inférieurs, si l'atrophie
des muscles respirateurs (intercostaux et diaphragme) n'a pas amené auparavant une terminaison fatale. Nous n'insisterons pas non plus sur
d'autres phénomènes classiques de cette affection :
les tremblements fibrillaires, le refroidissement
des membres atrophiés, et l'intégrité de la sensibilité générale et spéciale, des fonctions cutanées
et des sphincters. Ajoutons que cette affection
est essentiellement chronique et met des années à
arriver à un degré avancé dans son développement.
Enfin, particularité non moins intéressante, cette
affection ne s'accompagne jamais, comme l'a montré
M. Dejerine, de paralysie labio-glosso-laryngée, ainsi,
du reste, que l'avait toujours soutenu Duchenne. Les

troubles que l'on peut observer quelquefois chez ces malades du côté de différents muscles innervés par les nerfs bulbaires, les muscles de la langue en particulier n'ont aucune espèce de rapport avec la véritable paralysie labio-glosso-laryngée de Duchenne.

Nous tenons seulement à faire remarquer, dans la symptomatologie de cette maladie, les caractères qui appartiennent en propre à l'atrophie musculaire progressive, entre autres, le plus important d'entre tous, l'absence complète de paralysie.

Il y a déjà bien longtemps, Duchenne avait divisé les atrophiques en atrophiques simples et en paralytiques atrophiques. Chez les premiers, la force musculaire persiste en raison directe du volume des masses musculaires, tous les mouvements sont encore possibles, quel que soit le degré auquel soit arrivée cette atrophie; mais ils sont limités en tant que force musculaire. Prenons un malade atteint d'atrophie musculaire progressive (type Aran-Duchenne), arrivée à un degré extrême dans son évolution, faisons-lui exécuter des mouvements, et l'on verra qu'il les exécutera en raison directe du nombre des fibres musculaires qui ne sont pas encore atteintes par l'atrophie. Ce malade-là est un *atrophique* et non un *paralytique*.

Prenons au contraire un autre atrophique, tout aussi atrophié que le précédent, présentant, au premier abord, la même symptomatologie, ce malade-là est presque totalement privé de l'usage de ses membres atrophiés; l'atrophie seule est impuissante à expliquer cette faiblesse musculaire; il y a plus chez lui que de l'atrophie, il y a de la paralysie; ce dernier est un *paralytique atrophique*. Chez le premier, la colonne grise antérieure seule est adultérée; chez le second, outre cette altération de la colonne grise, il existe une participation du faisceau pyramidal au processus morbide : c'est cette sclérose pyramidale qui nous rend compte de la paralysie plus grande que l'atrophie, et de certains symptômes qui nous permettent de la reconnaître pendant la vie, — symptômes sur lesquels nous reviendrons plus loin, — la contracture latente et l'exagération des réflexes tendineux.

Il existe donc, entre l'atrophie musculaire, type Aran-Duchenne, et la maladie de M. Charcot, des différences fondamentales au point de vue clinique aussi bien qu'au point de vue anatomique, différences dont l'explication doit être cherchée dans la physiologie pathologique de ces affections.

Il est aujourd'hui parfaitement démontré par l'expérimentation, par la clinique et l'anatomie pathologique, que, lorsqu'une fibre musculaire striée n'est plus soumise à l'influence de la moelle épinière, elle passe par une série de modifications nutritives, aboutissant, en dernier terme, à la disposition de la substance contractile. Le système musculaire est donc régi dans sa nutrition et dans son fonctionnement par la colonne grise antérieure bulbo-médullaire, transmettant aux muscles, par l'intermédiaire des nerfs moteurs (racines antérieures), une influence particulière qu'on désigne, d'une façon générale, sans vouloir préjuger de sa nature intime, sous le nom d'influence trophique.

Que les racines antérieures soient détruites par un processus quelconque, ou bien que leur centre d'origine (cellules motrices) soient altéré, l'effet produit sera toujours le même, les muscles, ne recevant pas d'influence trophique, s'atrophieront.

C'est ainsi que les choses se passent dàns l'atrophie musculaire progressive. On peut considérer, en effet, qu'à chaque fibre musculaire est annexé un tube nerveux, et, par conséquent, une cellule motrice; c'est ce que M. Ranvier a désigné sous le nom de *chaîne nervo-musculaire.*

Cette cellule disparaissant sous l'influence d'un processus quelconque, le tube nerveux, dont elle peut être considérée comme l'expansion terminale, s'altère et le faisceau primitif, n'ayant plus de connexion avec son centre trophique, s'atrophie peu à peu en passant par une série de modifications bien connues, sur lesquelles nous ne voulons pas insister ici, et qui sont caractérisées par une atrophie simple du contenu strié, marchant de pair avec une multiplication des noyaux musculaires.

Qu'il s'agisse d'une altération rapide de la cellule motrice (paralysie spinale de l'enfance ou de l'adulte), ou d'une altération lente comme dans l'atrophie musculaire progressive, à part la rapidité d'évolution, le processus est le même, et se traduit cliniquement par la diminution de volume des masses musculaires, et cela en raison directe du nombre de cellules détruites. La lésion des cellules motrices (atrophie pigmentaire) caractéristique de l'atrophie musculaire progressive, a, comme trait principal, une grande lenteur dans son évolution, lenteur qui rend compte, par conséquent, du tableau clinique de la maladie d'Aran-Duchenne. Les cellules motrices se prennent lentement, les unes après les autres, et l'atrophie elle-même de chaque cellule évolue graduellement.

Dans la sclérose latérale amyotrophique, affection dans laquelle, nous l'avons dit, outre l'altération cellulaire, on trouve une lésion du faisceau pyramidal, un des principaux caractères cliniques, permettant de faire le diagnostic de bonne heure, consiste dans une paralysie plus grande que l'atrophie ne peut l'expliquer.

Cet élément paralytique a été différemment interprété suivant les auteurs, et, dans un essai de physiologie sur la paralysie labio-glosso-laryngée, *Duchenne* (1) émettait l'hypothèse qu'il existait, dans la moelle épinière et dans le bulbe, deux espèces de cellules, les unes motrices, les autres trophiques. Dans l'atrophie musculaire progressive, disait Duchenne, l'altération des cellules trophiques est seule en cause; chez les paralytiques atrophiques, au contraire, ces deux ordres de cellules sont altérés. Cette hypothèse de Duchenne, formulée d'ailleurs sous toutes réserves, est d'une époque antérieure à la découverte de la sclérose

____

(1) Duchenne et Joffroy. De l'atrophie aiguë et chronique des cellules motrices de la moelle et du bulbe rachidien, à propos d'une observation de paralysie labio-glosso-laryngée. In Archives de physiologie, 1870.

latérale, amyotrophique, et, nous ne l'aurions pas mentionnée, si *Erb* (1), il y a quelques années, ne l'avait rééditée sous une forme analogue. Cherchant à expliquer, par une même lésion cellulaire, les atrophies sans paralysies (type Aran-Duchenne), et les paralysies atrophiques (maladie de Charcot), cet auteur émet l'hypothèse que la cellule des cornes antérieures est motrice dans une de ses parties, et trophique dans une autre, et cela de la façon suivante : par un de ses pôles, la cellule reçoit l'influx volontaire cérébral, par l'autre, en communication avec le nerf moteur, elle envoie aux muscles l'influence trophique. Mais, chose peu explicable, Erb admet que, cette influence trophique venant à disparaître, les nerfs moteurs conservent les caractères de l'état physiologique, bien que le muscle s'atrophie. En d'autres termes, pour Erb, l'influence trophique exercée par les cellules des cornes antérieures sur les muscles, peut cesser d'exister par l'altération de ces cellules sans que les racines antérieures soient altérées. Cette hypothèse est contredite par l'anatomie pathologique et nous paraît devoir être complètement rejetée dans l'état actuel de la science (2).

(1) Erb (dans Ziemssen Handbuch). Art. Amyotrophie.
(2) Erb, d'après quelques cas qu'il aurait eu l'occasion d'observer, prétend que les racines antérieures ne sont pas altérées dans l'atrophie musculaire progressive, et il revient sur cette opinion à propos d'un cas récent. (Voir Erb, Archiv. f. Psychiat., 1879.) Cette observation est en contradiction absolue avec tous les faits publiés jusqu'ici d'atrophie musculaire progressive et de sclérose latérale, et dans lesquels l'examen des racines anté-

Il est donc incontestable que l'atrophie cellulaire seule est insuffisante, par elle-même, à rendre compte des différences cliniques si importantes qui existent entre la sclérose latérale amyotrophique et l'atrophie musculaire progressive. Dans la première, en effet, c'est l'élément paralysie qui domine la scène, et, pourtant, la lésion cellulaire est la même dans les deux cas. Dans l'atrophie musculaire progressive, l'influence cérébrale motrice persiste longtemps; dans la sclérose latérale amyotrophique, elle est très vite altérée. La sclérose pyramidale seule nous paraît pouvoir rendre compte de cette différence clinique si importante. Les fibres de ce faisceau étant altérées, l'influence volontaire n'arrive que très difficilement et notablement amoindrie après son parcours.

On pourrait nous objecter que dans les formes aiguës (paralysies spinales) l'élément paralytique domine aussi la situation, et que, cependant, dans ces cas, le faisceau pyramidal échappe à la lésion. A cela on peut répondre, que, dans les formes aiguës, un très grand nombre de cellules motrices sont altérées d'emblée, au même moment, pour ainsi dire. Il n'y a donc rien de bien étonnant à ce que le faisceau pyramidal, bien qu'intact, ne puisse fonctionner, puisque les cellules auxquelles il

rieures a été pratiqué; celles-ci ont toujours été trouvées altérées, ainsi que les nerfs intramusculaires, et cette altération était proportionnelle, comme nombre de tubes atrophiés, au degré de l'altération médullaire. Le fait, connu déjà de Cruveilhier, est également confirmé par les deux observations du mémoire de M. Dejerine sur la paralysie bulbaire (loc. cit.).

Reverchon.   3 aboutit .ont perdu leurs propriétés. Mais dans les formes que nous étudions ici (type Aran-Duchenne et maladie de Charcot), l'altération cellulaire est à évolution lente, presque aussi lente dans la sclérose latérale amyotrophique que dans l'atrophie musculaire progressive.

Du reste, pour rester sur le terrain anatomique, la sclérose latérale constatée à l'autopsie implique forcément la participation des faisceaux pyramidaux dans l'explication de la paralysie, qui est un des principaux caractères cliniques de cette forme d'atrophie musculaire progressive. La même remarque a été faite par M. Dejerine à propos des paralysies bulbaires qui, survenant chez un individu en bonne santé, et réalisant le tableau clinique de la paralysie bulbaire véritable de Duchenne (1), ou, se montrant dans le cours d'une sclérose latérale amyotrophique, relèvent toujours d'une sclérose pyramidale associée à la lésion des cellules motrices.

Les détails dans lesquels nous venons d'entrer nous dispensent d'insister sur les caractères distinctifs qui permettent de diagnostiquer, chez le vivant, l'atrophie musculaire progressive. Cependant, nous croyons bon de revenir sur certains points de diagnostic différentiel avec la sclérose la-

(1) Vulpian, Cours de la Faculté, 1877.

térale amyotrophique, et de décrire d'une façon sommaire les principaux signes qui permettent d'éviter la confusion entre le type Aran-Duchenne et la myopathie atrophique progressive de MM. Landouzy et Dejerine.

Outre la prédominence de la paralysie sur l'atrophie, le principal caractère différentiel, consiste, ainsi que l'a indiqué M. Charcot, dans l'existence de contractures soit latentes, soit permanentes, avec exagération des réflexes tendineux. De plus, dans la sclérose latérale amyotrophique, au bout d'un temps plus ou moins long, le bulbe se prend à son tour, et le malade fournit le tableau clinique de la paralysie labio-glosso-laryngée. Or, cette forme de paralysie bulbaire, comme l'avait déjà indiqué Duchenne (voir Dejerine, loc. citato), ne s'observe pas dans le cours de l'atrophie musculaire progressive. On peut bien, quelquefois, très rarement du reste, observer, chez ces malades, de l'atrophie de certains muscles, de la langue, par exemple; mais c'est de l'atrophie sans paralysie, comme dans les muscles des membres. En outre, on ne voit jamais chez ces malades le tableau clinique de la paralysie glosso-laryngée : cette impuissance motrice si marquée, alors que les muscles ont conservé leur volume presque normal et qui est si caractéristique de cette paralysie bulbaire.

Nous tenons cependant à faire remarquer que la présence ou l'absence de paralysie bulbaire *véritable*, chez un malade atteint d'atrophie musculaire arrivé à un degré assez avancé de son évolution, peut être d'un grand secours au point de vue du diagnostic différentiel. En effet, lorsque la sclérose latérale amyotrophique est arrivée à un certain degré de généralisation, il peut se rencontrer que les réflexes tendineux étant abolis, l'hésitation persiste sur la nature de l'affection. La présence de la paralysie bulbaire suffirait à lever tous les doutes.

Sous le nom d'*atrophie musculaire de l'enfance*, Duchenne, de Boulogne, a décrit une forme d'atrophie musculaire progressive, assez rare, débutant dans les premières années de la vie par une atrophie des muscles de la face, s'étendant plus tard aux autres muscles du corps. Duchenne avait observé, dans quelques cas l'hérédité de cette affection. Jusqu'ici, en l'absence complète d'autopsie, cette mala ie était supposée d'origine médullaire, et l'on était naturellement disposé à la considérer comme dépendant de la même lésion que l'on sait exister (atrophie lente des cellules des cornes antérieures), dans l'atrophie musculaire de l'adulte, type Aran-Duchenne. MM. Landouzy et Dejerine, ayant eu l'occasion de faire l'autopsie d'un malade atteint de cette affection depuis l'âge de trois ans, et mort à 24 ans, atrophié de la face et de presque tous les muscles du corps, ont montré que, dans ce cas, le système nerveux central et périphérique était absolument intact, et ont donné à cette forme le nom de *myopathie atrophique progressive* pour la séparer complètement de l'atrophie musculaire (type Aran - Duchenne) de l'adulte.

D'après ces auteurs, la myopathie atrophique progressive diffère de l'atrophie musculaire de l'adulte
par le caractère suivant : le début par les muscles
de la face est constant et c'est là une particularité
des plus importantes. L'atrophie de la face est
le seul signe diagnostic différentiel qui reste entre
ces deux affections de nature cependant si diffé-
rente, l'une étant d'origine médullaire (atrophie
musculaire progressive), l'autre, au contraire, d'origine musculaire (myopathie atrophique progressive).

Il existe une autre affection, très rare, du reste,
sur laquelle nous manquons encore de données
anatomiques, et qui présente de grandes analogies
avec l'atrophie musculaire progressive ; un caractère important la sépare cependant du type Aran-
Duchenne, à savoir sa curabilité (1) : c'est la *paralysie générale spinale antérieure subaiguë* de Duchenne.
Ici encore la paralysie est plus grande que l'atrophie et les muscles atteints sont *atrophiés en masse*.
De plus sa marche est plus rapide.

Le diagnostic se fera surtout par l'intensité de la
paralysie, opposée au degré de l'atrophie. Enfin,
c'est une paralysie flasque, sans contracture aucune,
avec abolition des réflexes tendineux. Cet ensemble
clinique permettra d'éviter une confusion avec la
sclérose latérale amyotrophique.

Nous pouvons donc, comme conclusion à ce travail, émettre les propositions suivantes :

(1) Voir Landouzy et Dejerine. Des paralysies générales spinales
à marche rapide et curables. Revue de médecine, 1882.

Il existe plusieurs affections, de nature absolument différentes, pouvant présenter jusqu'à un certain point le tableau clinique de l'atrophie musculaire progressive, type Aran-Duchenne.

Parmi ces affections, les unes sont également d'origine nerveuse, mais, au lieu d'avoir pour substratum anatomique la lésion des cornes antérieures seule, elles présentent, dans d'autres parties de la moelle, des lésions particulières.

Du reste on peut admettre comme incontestable que toute lésion des cellules groupées dans la substance grise antérieure s'accompagne forcément d'atrophie musculaire dont les allures cliniques sont parallèles à la marche du processus anatomique.

Mais le corollaire n'est point exact, car la myopathie atrophique progressive (atrophie musculaire progressive de l'enfance), le fait déjà cité de M. Debove, et, le cas de Lichtheim, nous montrent qu'il peut exister des formes d'atrophie musculaire progressive sans aucune lésion du système nerveux central ou périphérique.

L'atrophie musculaire progressive, type Aran-Duchenne, est une affection spéciale, à caractères cliniques spéciaux, à cause anatomique constante : dégénération atrophique des cellules motrices des cornes antérieures.

Malgré quelques caractères d'analogie, la maladie de Charcot possède une existence indépendante, une individualité clinique bien nette, permettant d'éviter toute erreur avec la maladie de Duchenne.

BIBLIOGRAPHIE

Voir, pour les travaux antérieurs à 1875, la bibliographie
si complète à la fin de l'article Atrophie musculaire progressive, publié par M. Hayem dans le dictionnaire encyclopédi-
que.

TRAITÉS DE PATHOLOGIE. — voir *Erb* dans Ziemssen Handbuch, *Leyden* (Maladies de la moelle épinière), etc...

LUBIMOFF. — Note sur l'état du système nerveux sympathique
dans un cas d'atrophie musculaire progressive. Société anatomique, page 396, 1874 (le système sympathique absolument sain).

TROISIER. — Atrophie musculaire à marche très rapide. Progrès médical 1875 p. 220 (rien au grand sympathique,
mais lésions médullaires classiques).

J. WORMS. — Note sur un cas d'atrophie musculaire progressive avec paralysie labio-glosso-laryngée. — Archives de Physiologie, octobre 1877.

RAYMOND. — Cas d'atrophie musculaire progressive (consé-
cutif à une brûlure ancienne). Gazette médicale.
de Paris n° 17, 1877.

LEYDEN. — Ueber progressive amyotrophische Bulbaer paralysie und ihre Beziehung zur symetrischen Seitenstrangsklerose.
Archiv. F. Psychiat. und Nervenkr., Bd. VIII p. 641
1878.

LICHTHEIM. — Progressive Muskelatroph, ohne Erkrank. der
grauen Vorderhörner des Rückenmarks. Arch. f.
Psychiat. Bd. VIII, 1878, p. 521.

W. ROTH. — Gliôme diffus de la moelle. — Atrophie musculaire. Archives de Physiolog. p. 612, 1878.

Brissaud. — Atrophie musculaire dans l'hémiplégie. Revue mensuelle de médecine et de chirurgie, août 1879.

Debove. — Note sur un cas d'atrophie musculaire protopathique. Progrès médical, 9 novembre 1878.

Erb. — Zür Casuistik der bulbären Lähmungen. Arch. für Psychiat., Bd. IX, 1879.

Erb et Schultze. — Ein Fall von progress. Muskelatrophie mit Erkrankung der grauen Vorderhörner des Rückenmarks. Arch. für Psychiat. Bd. IX, 1879.

Ernst Remak. — Ueber die Localisation atrophish. Spinallähmung. und Spinalatrophien. Arch. für Psychiat. Bd. IX, 1879, p. 510.

Friedreich. — Verwahrung (an Lichtheim und Cohnheim) id. p. 193.

Cohnheim. — Antwort (an die Verwahrung) id. — p. 447.

Mœbius. — Ueber hereditäre nervenkrankheiten. Berlin. klinische Wochenschrift, n° 14, 1879.

Rumpf. — Zur function der grauen Vordersäulen des Rückenmark. Archiv. f. Psychiat. Bd. X, 1879, p. 45.

Thomas Buzzard. — On some variet, of cervical paraplegia. (Brain, t. II, p. 57. Avril 1880.

Buzzard. — On acutis poliomyelitis ant. in infants and adults. Lancet, 1880, (décembre).

Leyden. — Ueber Poliomyelitis und Neuritis. Zeitschrift f. klinische Medicin, t. I, p. 387, 1880.

Coudoin. — Étude clinique de la paralysie spinale aiguë et de l'atrophie musculaire progressive chez le même individu. — Thèse de Paris, 1879.

Bramwell. — A case of progress. muscular atrophy whit unilateral atrophy of the tongue (Brain 1880, p. 396).

Paris. — A. Parent, imp. de la Fac. de médec., A. Davy, successeur, 52, rue Madame et rue M.-le-Prince, 14.